AF370126

EMBAUMEMENS.

DE LA MANIERE D'OUVRIR

LES CADAVRES HUMAINS,

ET DE LES EMBAUMER.

TABLE

DES CHAPITRES

ET DES SECTIONS.

CHAPITRE PREMIER.

TABLE.

CHAPITRE II.

Fin de la Table.

EMBAUMEMENS

EMBAUMEMENS.

DE LA MANIERE D'OUVRIR

LES CADAVRES HUMAINS,

ET DE LES EMBAUMER.

CHAPITRE PREMIER.

SECTION I.

Ce qu'il faut sçavoir avant d'ouvrir un Cadavre.

 APRE'S avoir donné les premiers principes de tout ce qui concerne l'Anatomie & la méthode de préparer & de conserver les parties du Corps Humain. Pour mettre les Eléves plus à portée de retenir une idée

générale de tout ce qui a du rapport à ce que nous leur avons enseigné : J'ai crû qu'il leur seroit utile d'avoir un précis de ce qui regarde la maniére d'ouvrir les Cadavres, & de les embaumer. Ce précis pourra servir encore à ceux qui n'ont point eu l'occasion d'exercer ces sortes d'Opérations, principalement aux Chirurgiens qui se trouvent dans des lieux où l'Anatomie est peu cultivée.

Afin de ne pas m'écarter des bornes que je me suis prescrites, je serai le plus concis qu'il me sera possible, faisant en sorte néanmoins de ne rien omettre de tout ce qui est essentiel. J'aurai le soin d'indiquer les tems & les cas qui doivent être considérés dans cette sorte d'Opération.

Comme il y a différentes raisons qui nous engagent à faire l'ouverture des Corps, aussi les cas en sont différens ; il y a des régles à observer, qui sont fixées par de certaines loix, qu'il est nécessaire de suivre dans tous les points.

Ces cas sont 1°. De sçavoir le tems qu'on doit prendre après le décès d'une femme enceinte, & lorsqu'il s'agit de faire l'Opération appellée Cæsarienne. 2°. Le tems prescrit par les Loix pour faire l'ou-

(3)

verture d'un corps à la suite de quelque
maladie, & pour découvrir les causes de
la mort. 3°. On doit s'instruire des circonstances qui accompagnent l'ouverture
d'un Corps après une mort forcée, & dont
l'ouverture est faite par l'ordre des Ma-
gistrats.

SECTION II.

Des Instrumens nécessaires, & de ce qu'il
faut observer avant l'ouverture
d'aucun Cadavre.

AVant de faire l'ouverture d'aucun
Cadavre, il faut que l'Opérateur soit
muni de tous les Instrumens qui pourront lui
être utiles, comme d'éguilles courbes, de fil,
de scalpels à dos, de ciseaux, d'une scie, d'un
marteau, d'un élévatoire, &c. ensuite
il fera mettre le Sujet sur une Table, ayant
soin de faire ouvrir les fenêtres de la Chambre. On se fera donner autant de linge
qu'il en sera nécessaire, une éponge, de
l'esprit-de-vin, ou de l'eau-de-vie ; au défaut de l'une ou l'autre de ces liqueurs, on
peut se servir de vinaigre. Il sera aussi à
propos d'avoir quelque poudre absorbante,
comme du *Tan*, ou du *Son*, pour suspou-

drer les Viscéres , & pour abforber le fang & les cérofités qui fouvent font très-abondantes , afin qu'elles ne s'écoulent point dans la Chambre pendant ou après l'Opération.

Ayant pris toutes ces précautions, on fera attention aux circonftances qui déterminent à faire l'Opération. Si c'eft une femme enceinte , & qu'elle fe foit trouvée dans la trifte fituation de ne pouvoir accoucher , en ce cas, pour fauver l'enfant en lui procurant la vie, ou du moins le Baptême , il eft abfolument néceffaire de faire l'ouverture du Cadavre de la Mére quelques inftans après fon décès. Pour s'affurer du trépas , comme dans ce cas le Pouls eft trop foible, on examinera les mouvemens d'infpiration ou d'expiration , lefquels s'ils font trop petits pour être apperçus , fe connoîtront en expofant une lumiére au-devant de la bouche. Si la lumiére voltige par des mouvemens détournés , c'eft une marque que la perfonne eft encore vivante , il faut attendre le moment du décès parfait. Ce n'eft même qu'au fujet des femmes enceintes que les Loix permettent d'ouvrir le Cadavre après le décès. Dans tout autre genre de mort , on obfervera les régles établies par l'autorité fupérieure ; fçavoir de ne faire l'ouverture d'aucun

Cadavre que les vingt-quatre heures après
le décès ne soient expirées, à moins qu'il
ne se rencontre quelque circonstance particuliére, comme d'une mort violente, de
poison, ou d'un étouffement soupçonné,
ou qu'il y eut un ordre du Magistrat pour
le faire, ou bien qu'une personne fût décé-
dée d'une maladie très-maligne, fur-tout
dans un tems fort chaud, auquel les parties
font le plus sujettes à la putréfaction.

Dans ce dernier cas, on pourroit, ce me
femble, devancer l'ouverture d'un Cadavre, vû qu'on ne sçauroit attendre de tems
limité fans courir rifque d'infecter une mai-
fon, & d'occafionner des maladies. Il est
auffi très-à-propos en quelque circonstance
que ce foit, de s'informer des parens, des
amis, ou autres personnes, fi le défunt ou
la défunte n'étoit pas fujet de fon vivant à
tomber dans des fyncopes léthargiques,
s'il n'a pas éprouvé d'extrêmes joyes, ou
d'extrêmes frayeurs, s'il n'a point été fub-
mergé par l'eau, & d'autres cas particu-
liers. Toutes ces circonstances ne doivent
pas être négligées, fur-tout dans les pre-
miers momens du trépas ; car des Au-
teurs, digne de foi, nous rapportent une
infinité d'exemples de personnes rappellées
à la vie, quoiqu'elles fuffent depuis un affez

long-tems dans l'état d'une véritable mort ;
à force de les secoüer , ou de les frapper
dans la main , en présentant à leur nez
quelque liqueur spiritueuse , ou la versant
dans leur bouche , insinuant de l'air dans
les Poûmons , pinçant la chair avec force ,
ou tirant les poils du Pénil , &c.

De plus , en suppofant que la personne
soit réellement morte , la prudence exige
du Chirurgien qu'il ne fasse aucune incision
sur le Ventre , avant d'en avoir fait à la
Plante du Pied : C'est par cette incision un
peu profonde , qu'on sera assuré d'une
mort certaine. Si le Sujet ne donne aucun
signe de vie , alors on pourra procéder à
l'ouverture de son Cadavre , qui sera commencée par le Bas-Ventre , à moins qu'on
ne sçache que la cause de la mort ait son
siége dans une des autres capacités. Dans
ce cas , on peut commencer par la partie
affectée.

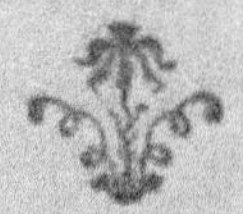

Section III.

De la maniére de faire l'Opération Cæsa-
rienne sur la Femme enceinte qui
vient d'expirer.

DE tous les cas le plus preſſant pour
l'ouverture des Cadavres, & celui
qui ſans doute eſt le plus néceſſaire, c'eſt
le cas d'une femme enceinte qui vient d'expirer. Il faut agir avec une grande précaution, & garder une méthode bien exacte
dans cette importante Opération, que l'on
appelle Cæſarienne, à cauſe qu'elle fut employée pour mettre au monde un Empe-
reur Romain. Il s'agit en effet de délivrer
du ſein de ſa Mére un enfant prêt à ſubir
le même ſort, d'en faire un Citoyen pré-
ſomptif du Ciel, ou de ménager au Corps
de la Société un membre qui pourra lui
être utile.

Lorſqu'on eſt ſur le point de commencer l'Opération Cæſarienne, après avoir
pris toutes les précautions que nous avons
indiquées plus haut, quelques-uns maintien-
nent la bouche de la défunte ouverte, en
mettant entre les deux Mâchoires un mor-
ceau de bois, afin, diſent-ils, que l'Enfant

respire ; mais cette précaution est inutile.

On commencera cette Opération par une incision au Bas-Ventre, qui répondra vers le milieu de la Matrice. En la faisant, on coupe sans ménagement la Peau, la Graisse, les Muscles, & le Péritoine, observant de ne pas plonger la pointe de l'Instrument. Le Péritoine étant ouvert, la Matrice se montre d'abord. On fait au milieu une incision longitudinale, sans plonger la pointe de l'Instrument, coupant peu à peu en dédolant, jusqu'à ce qu'on ait pénétré dans l'intérieur de la Matrice, & qu'on apperçoive les enveloppes de l'Enfant. Sur ces enveloppes, on fait une incision assez grande, pour permettre à votre main de saisir l'Enfant, & le retirer de sa prison. A l'instant on ondoye l'Enfant sous condition ; on coupe le cordon à quatre ou cinq travers de doigt de l'Umbilic ; on fait la ligature selon la coutume. Le reste de l'Opération consiste à absorber le Sang avec quelque poudre ou du *Son*, & coudre les parties qui ont été déchirées, comme nous le dirons plus bas.

S E C T I O N   I V.

De la maniére d'ouvrir le Ventre dans toutes sortes de Sujets, lorsqu'il s'agit de découvrir la cause de la Mort.

LE Cadavre étant mis sur une Table, & couché sur le Dos, on prend un Scalpel de la main droite, pendant que de la main gauche on porte le Doigt Indice & le Pouce vers la partie supérieure du *Sternum*, entre lesquels on commence une incision qui descendra jusqu'aux os *Pubis*, en coupant la *Peau*, la *Graisse*, & les *Muscles*.

Cette premiére incision faite, on en pratiquera une en travers, qui commencera depuis la région Lombaire droite, jusqu'à l'*Umbilic*. Il en sera fait de même du côté gauche, d'où il résultera, en comptant la premiére, une incision Cruciale.

Le Bas-Ventre étant ouvert, on examine d'abord si toutes les parties renfermées dans cette capacité sont dans leur état & dans leur situation naturelle. Ensuite on passera à l'examen de l'*Epiploon*, & de l'Estomac, qui sera suivi de celui de tous les Intestins, après quoi on visitera le Foye en-dehors &

en-dedans ; on passera à la Ratte qu'on sçait être située à l'Hypocondre gauche. A l'égard du *Pancreas*, pour le voir, il faut déchirer l'*Epiploon*, & soulever un peu l'Estomac. Pour ce qui est des Reins & des Capsules Atrabilaires, pour en faire l'examen, on est obligé de déchirer le tissu cellulaire du *Péritoine*, qui forme la Membrane Adipeuse. Les Reins étant ainsi mis à découvert, on les ouvre suivant leur longueur, pour en examiner les différentes substances, si elles se trouvent dans l'état naturel, ou dans l'état de la maladie. On poursuivra les Uretéres jusques dans le *Bassin*. Parvenu dans cette cavité, on y fera l'examen des parties internes de la Génération, tant de l'un que de l'autre sexe, de même que de la Vessie, & de l'Intestin *Rectum*.

A mesure qu'on parcourt les parties du Bas-Ventre, on a le soin d'observer celles qui se trouvent affectées, quelle est la cause & la nature de la maladie, autant qu'il est possible. Si vous avez trouvé la cause immédiate de la mort, & que d'ailleurs vous soyez presque sûr qu'aucune des parties des autres capacités ne sont point lézées, dans ce cas vous en resterez là, à moins que le désir où la nécessité de sçavoir & d'appren-

dre ne vous porte à voir si dans le Cadavre
vous ne rencontrerez pas quelque chose
d'extraordinaire ; mais nous voyons assez
souvent qu'indépendamment des dérange-
mens qu'on trouve dans le Bas-Ventre,
on en trouve encore dans la Poitrine, &
ailleurs ; c'est pourquoi on est presque toujours obligé d'ouvrir & de visiter les autres
capacités.

SECTION V.

De l'ouverture de la Poitrine.

ON procédéra donc à l'ouverture de
la Poitrine, & pour cela vous dissé-
quez tout à la fois la Peau & les Muscles
qui sont au-devant & à côté de la Poitrine ;
après quoi vous coupez les Cartilages à
l'endroit de leur union avec les Côtes ;
vous enlevez le *Sternum*, & le renversez
de bas en haut, ce qui fait l'ouverture de
la Poitrine.

La première partie qui s'offre à vos yeux,
est le Péricarde, sur lequel il faut faire une
incision pour découvrir le Cœur, qui étant
mis à nud, est examiné dans toute sa sur-
face externe ; vous passez à l'ouverture,
tant des Oreillettes que des Ventricules,

faisant bien attention si tout se trouve dans l'ordre naturel, ou s'il y a quelque dérangement. L'examen du cœur étant scrupuleusement fait, on absorbe tout le Sang ; on passe à l'examen des Poulmons ; & les visitant l'un après l'autre, on y fait quelqu'incision, ou on les disséque, pour voir si la substance intérieure n'est point affectée comme d'Inflammation, Abcès, Squirre, &c. La Pleure ne sera point négligée comme le Médiastin, le Thimus, l'Æsophage, & le reste des parties contenuës dans cette capacité ayant toujours soin d'absorber le Sang qui pourroit empêcher vos Observations, avec une éponge, ou avec du linge.

Après l'examen de la Poitrine, par proximité & continuité des parties, on parcourt celles qui composent le Col, visitant sur-tout la Trachée - Artére, l'Æsophage, le Larinx, & toutes les autres parties voisines.

SECTION VI.

De l'ouverture de la Tête.

LA Tête est la derniére capacité dont on fera l'ouverture, à moins, comme je l'ai dit, que la maladie & la cause de la

mort n'eût son siége dans cette partie.
Pour faire avec ordre l'ouverture de la
Tête , on commencera par une incision
Cruciale au Sommet de la Tête jusqu'au
bas du Coronal , & proche les Oreilles ;
ensuite vous détacherez du Crâne les quatre lambeaux que vous renverserez sur la
nuque & sur la face , afin de scier le Crâne
dans toute sa circonférence , & on l'enle-
vera avec un cizeau. Le Crâne étant en-
levé , la dure-Mere se trouve à découvert :
On examine sa situation , si ses *Sinus* ne sont
point engorgés de Sang , & s'il ne se trouve
point d'autre indisposition ; ensuite on l'in-
cise pour découvrir la Pie-Mere , sur laquelle on portera ses attentions ; après quoi
vous ferez un examen exact de toutes les
parties qui composent le Cerveau , en les
disséquant les unes après les autres , afin
de mieux observer les parties qui se trou-
veront affectées.

SECTION VII.

Des Extrémités.

QUant à ce qui regarde l'examen des
Extrémités supérieures & inférieures,
ordinairement on n'y fait aucune Opéra-

tion, à moins qu'il n'y ait quelque maladie
particuliére ; dans ce cas on fait la diſſec-
tion de la partie, pour s'aſſurer de la nature du mal, & du progrès qu'il peut avoir
fait.

Par cette recherche exacte des parties,
on eſt en état de trouver le ſiége du mal,
& par conſéquent la cauſe de la perte du
Sujet. De-là, on ſe trouve à portée de ju-
ger, de faire des obſervations, de tirer
des conſéquences qui peuvent ſervir dans
un autre cas ſemblable, à détourner l'orage,
& devenir dans la ſuite d'une grande uti-
lité pour la ſociété civile.

Les parties étant examinées de cette maniére, on les remet dans leur place, on
abſorbe les humidités, ou bien on les ſuf-
poudre avec du *Tan*, ou du *Son* ; après
quoi on fait des coûtures avec pluſieurs
brins de fil cirré, au moyen d'une forte ai-
guille courbe, dans toutes les inciſions qu'on
a faites ; on lave le Corps avec de l'Eau-de-
vie, ou du Vinaigre ; on l'eſſuye bien par-
tout ; on lui paſſe une chemiſe, & on l'en-
veloppe dans un drap qui ſera lié avec un
ruban au-deſſus de la Tête, & ſous la Plante des Pieds. Cela fait, le Cadavre ſera mis
dans le Cercueil.

L'Opération étant finie, on dreſſe un

Rapport de concert avec les Médecins qui se font trouvés préfens, de tout ce qui a été remarqué au sujet de la maladie & de la caufe de la mort, de même que des autres circonftances, afin de conftater aux Parens, & autres, les faits qui ont produit la perte du Sujet, & auffi pour juftifier la conduite qu'on a tenuë pour le traitement de la Maladie.

CHAPITRE II.
SECTION I.
De l'Embaumement.

ON trouve dans les tems les plus reculés des exemples de l'Embaumement des Cadavers. La vénération que les Anciens confervoient pour les Rois, & les Grands du Royaume, même après leur mort, avoit introduit chez eux cette pratique. Ils prétendoient par-là témoigner à leurs parens ou à leurs amis, l'amour qu'ils avoient pour eux. La tradition nous apprend que de tous les Peuples, les Egyptiens fur-tout étoient dans cet ufage. Il y avoit peu de perfonnes de telle condition qu'elles fuffent, qui ne crût manquer à la

Religion, ou au respect dû aux morts, s'il n'avoit soin de faire embaumer le Cadavre de leurs parens, ou de leurs amis.

Dans la suite, cette coutume a passé chez les autres Nations, commençant par les Romains. De nos jours, on sçait que cette Opération est d'usage pour les Grands. Comme ce sont les Chirurgiens qui sont chargés de cette Opération, nous donnerons en faveur des jeunes Etudians en Chirurgie, un Abrégé des choses qu'il faut faire pour y réussir.

Section II.

Ce que c'est que l'Embaumement.

ON définit l'Embaumement une préparation particuliére de plusieurs sortes de Drogues qu'on met dans toutes les parties d'un Cadavre, pour le préserver pendant long tems, de la corruption. Cette préparation est une composition de diverses Liqueurs spiritueuses, de différens Baumes, de Gommes, & de plusieurs Plantes Aromatiques mises en poudre.

La préparation de tous ces différens ingrédiens regarde particuliérement l'Apoticaire. Cependant selon le célébre M. *Dyonis*, il est nécessaire qu'un Chirurgien soit non-seulement instruit de la maniere dont il faut s'y prendre pour embaumer un Cadavre, mais il faut encore qu'il soit en état de préparer lui même tout ce qu'il faut pour cette Opération, afin qu'il puisse suppléer au défaut d'un Apoticaire.

Ces sortes d'occasions peuvent tous les jours se rencontrer, comme sur la mer, dans les armées, ou même à la campagne, lorsqu'un Seigneur vient à décéder en son Château, ou qu'on est obligé de le transporter dans la sépulture de ses ancêtres, qui se trouve dans des lieux souvent fort éloignés.

Nous avons observé déja, que les Drogues qui doivent entrer dans la composition de l'Embaumement, sont de différente sorte ; sçavoir, des Liqueurs spiritueuses, des Baumes, des Gommes, des Plantes Aromatiques, & des Sels. Les premiéres & les secondes de ces Drogues sont propres à faire un liniment pour frotter l'extérieur du corps, & pour en mettre dans l'intervalle des parties afin de les mieux conserver. Les autres Drogues sont propres à être mises en poudre, pour être employées par couches dans les intervalles des parties,

parce que cette poudre forme une espéce
de maſtic qui garantit de la putréfaction.

Section III.

De tout ce qui eſt néceſſaire pour l'Embaumement.

Lorſqu'il s'agit de faire un Embaumement dans toutes les formes, on ſe ſert
de deux ſortes de poudre, une fine, & l'autre plus groſſiére ; celle-ci ſera compoſée
de diverſes Plantes Aromatiques, dont on
prendra, des unes les racines, des autres
les feuilles ou le bois, les fleurs, ou les
fruits.

Celles dont on prendra la Racine, ſont :
L'Iris à la quantité de deux livres.
De Calamus Aromaticus.
De Flembe, ou Glajeul.
D'Angelique.
D'Ariſtoloche.
D'Imperatoire.
De Gingembre ana, une livre.
Feüille de Baſilic.
Thim.
Sauge.
Sarriéte ana, demie livre.
Laurier.

Mirthe.
Marjolaine.
Romarin.
Baume ana, une livre.
Hiſſope.
Rhuë.
Mente ana, demie-livre.
Sarpolet.
Calament.
Scordium ana, quatre onces.
Fleurs d'Orange.
De Roſes.
De Romarin.
De Lavende.
De Camomille.
Melilot ana, demie-livre.
Semence de Fenoüil.
De Coriandre.
D'Anis.
De Cumin ana, une livre.
Fruits & Bayes de Geniévre.
Ecorce de Citron & d'Orange, demie-
    livre.

Le tout ſera mis en poudre ; on y ajoû-
tera quelques livres de Sel Marin avec
du Tan ; mêlé enſemble, ce qui doit faire la valeur de trente livres peſant. Cette
poudre ſera deſtinée principalement à remplir les grandes cavités, & à être miſes par

couche dans les intervalles des Viſcéres qu'on mettra dans un baril, comme je l'expliquerai plus bas.

Pour ce qui eſt de la poudre fine, elle eſt beaucoup plus odoriférante, & plus conſervative que la premiére. Cette poudre ſera faite avec

L'Aloës, deux livres.

L'Oliban.

Le Benjoin.

Le Stirax, ana, une livre.

Canelle.

Gérofle ana, demie-livre.

Noix Muſcade.

Geniévre ana, demie-livre.

Poivre blanc, quatre onces.

Alun.

Sel de Nitre ana, quatre onces.

Le Souffre, quatre onces.

Le tout ſera bien préparé & bien pulvériſé pour le paſſer au-travers d'un tamis fin, après quoi on le mettra dans quelque vaiſſeau juſqu'au moment qu'on en faſſe uſage. Comme cette poudre eſt plus ſubtile que la premiére, on n'en prépare qu'environ dix à douze livres, laquelle ſera employée dans les interſtices des Chairs, en rempliſſant les ſcarifications qu'on eſt obligé de faire ſur toutes les parties.

Quant au Liniment, on le compofe avec
Une livre d'huile d'Afpic.
Quatre pintes d'Efprit-de-vin.
Demie-livre d'huile de Laurier.
Une livre du Stirax liquide.
Demie-livre de Baume de Copahu.
Deux onces de Baume du Pérou.

Dont le mélange formera un liniment. Il eft néceffaire que le Chirurgien fe trouve préfent, lorfque le Plombier & le Menuifier prendront la mefure du Corps pour faire le Cercueil, afin qu'ils le tiennent beaucoup plus grand. Il doit affifter auffi lorfqu'il s'a-git du Baril ou Coffre où feront dépofés les Vifcéres. Le Cœur fera renfermé dans une Boëte de Plomb faite exprès. Le Cercüeil, le Baril & la Boëte doivent être plus longs & plus larges que la grandeur du Corps & des autres parties, fans quoi l'on courroit rifque après l'Embaumement, de ne pou-voir loger le Cadavre & les autres parties, qui par rapport à la quantité des poudres, & à l'épaiffeur des Bandes, auroient acquis un volume beaucoup plus confidérable.

Les Bandes dont on a befoin pour un Embaumement font au nombre de cinq. Elles doivent avoir la longueur & la lar-geur néceffaire pour entourer toutes les parties du Corps. On donnera aux deux

premiéres Bandes la longueur de quatre
ou cinq aulnes, & la largeur de trois doigts.
Elles ferviront à entourer les extrémités
fupérieures. Les deux Bandes fuivantes auront quatre travers de doigt de large fur
fix ou fept aulnes de long. Elles font defti-
nées pour envelopper les Jambes & les
Cuiffes. La cinquiéme Bande fera fort large, & beaucoup plus longue que les précé-
dentes ; elle fera deftinée à envelopper tout
le refte du Corps. L'ouverture du Corps
étant faite fuivant l'ordre que nous avons
indiqué, on dreffera un Rapport, comme
je l'ai dit, de tout ce qu'on aura remarqué
de particulier, lequel fera figné, tant des
Médecins que des Chirurgiens qui auront
affifté à cette Opération.

SECTION IV.

De l'Opération de l'Embaumement.

LE Chirurgien qui eft chargé de l'Embaumement, commencera par féparer
le Cœur des autres parties, & le mettra
dans un vaiffeau rempli d'Efprit-de-vin,
dans lequel il trempera jufqu'à ce que les
autres parties foient embaumées : Enfuite
le Chirurgien, aidé de ceux qu'il aura

choifi, fe mettra en devoir d'exécuter fon opération. Il fera d'abord approcher le Baril du Sujet, ayant mis dans le fond une bonne couche de la premiére poudre ; enfuite on ôtera tous les Vifcéres du Bas-Ventre, de la Poitrine, &c. après avoir bien lavé le Canal inteftinal, tant en dehors qu'en dedans, & les Vifcéres, avec l'Efprit-de-vin, vous les mettrez dans le Baril, ayant foin de placer dans les intervalles de la premiére poudre en forme de couche, continuant ainfi jufqu'au niveau du bord du Baril. S'il fe trouvoit trop grand, alors il faudroit le faire couper, de maniére que le Baril étant couvert & foudé, les parties renfermées ne balottent point pendant qu'on les tranfporte d'un lieu à un autre.

Les cavités du Tronc étant vuidées, on abforbe le fang avec des linges, ou une éponge ; on les lave avec de l'Efprit-de-vin, puis vous les remplirez avec de la poudre groffiére mêlée à des étouppes.

Il eft prefqu'indifférent par laquelle des trois cavités on doit commencer : Cependant il me paroît qu'il vaut mieux commencer par la Tête, enfuite aller à la Poitrine, & au Ventre.

En commençant par la Tête, vous rem-

plirez le Crâne, de la poudre avec des étouppes ou du crin, & vous mettrez par-dessus,
la calotte osseuse que vous aviez enlevée, sur
laquelle on mettra de la liqueur & de la
poudre Balsamique, le tout soutenu par les
lambeaux qui seront cousus. On versera
aussi dans la bouche & dans les narines, de
la liqueur dans laquelle on aura trempé du
coton destiné à remplir ces deux cavités ;
la même chose sera observée pour les oreilles.

On frottera le visage avec le Liniment
en forme d'embrocation, dans lequel on
trempera un pinceau, ou des linges doux.
Après, on fera quelques incisions vers les
Tendons des Muscles Crotaphites, entre
les Masseters & les Buccinateurs, pour avoir
la facilité de mettre dans les incisions, de la
poudre, & sur toute la face ; le tout sera
enveloppé avec une espéce de coëffe de
nuit, qui sera arrêtée avec un petit ruban
ou bandelette au-dessous du menton.

Ensuite il faut passer dans la capacité
de la Poitrine, & celle du Bas-Ventre. On
les remplira de la poudre mêlée avec des
étouppes ou du crin, qui est moins suscep-
tible de corruption. Ces deux capacités
étant remplies, on remet le Sternum dans
sa place, on y verse de la liqueur spiritueuse

entre

entre les Côtes & les Tégumens. On y met aussi de la poudre fine, & on fait ensuite des coûtures, dont la premiére sera commencée au-dessus du Sternum, & sera continuée jusqu'aux Os *Pubis* ; puis vous reprenez les incisions transversales, qui sont, comme nous l'avons dit, vers les régions Lombaires. Vous y pratiquerez les mêmes coûtures pour les joindre avec les premiéres à l'endroit de l'Umbilic.

Les cavités du Tronc étant ainsi embaumées, on passe aux extrémités supérieures, en commençant par faire des taillades profondes jusqu'à l'Os du Bras, de l'Avant-Bras, & de la Main. On frote toutes ces parties avec de la liqueur en forme de liniment ; ensuite vous mettez dans le fond de chaque incision de la poudre Balsamique avec la liqueur spiritueuse. Vous prendrez une des premiéres Bandes, en commençant à la Main par des Doloires, un peu serrés, montant jusqu'à la partie supérieure du Bras, où vous finissez. La même chose sera faite à l'autre extrémité supérieure par le moyen de la seconde Bande.

Sur les extrémités inférieures seront pratiquées les mêmes Opérations, c'est-à-dire, qu'on fera de profondes taillades jusqu'aux Os, & tout-au-tour selon la longueur de la Cuisse, qui seront accompagnées de pareilles incisions à la Jambe & au Pied. On les humectera bien avec l'Esprit-de-vin, & de l'huile d'Aspic. On les remplira de poudre Aromatique ; on y passera dessus le liniment & de la poudre fine, & le tout sera fixé & soutenu par la troisiéme Bande.

Tandis que vous faites votre Opération, un Aide-Chirurgien fait la même chose sur l'autre extrémité, laquelle sera entourée avec la quatriéme Bande, en commençant au Pied, & finissant à l'Aîne.

Les parties qui restent à embaumer, sont la partie postérieure du Col, du Dos & des Lombes. Pour cet effet, on tourne le Sujet sur le Ventre, pour scarifier la partie postérieure du Col, du Dos & des Lombes. On remplira les scarifications comme ci-devant avec de la poudre. On y verse de l'Esprit-de-vin ; vous frotez toute la partie avec le liniment, puis vous mettez par-dessus de la poudre Balsamique, & vous enveloppez le tout avec la cinquiéme Bande qui doit être assez longue & assez large pour envelopper tout le Tronc.

L'Embaumement fini, ou met le Sujet dans une Toile cirée dans laquelle il sera enveloppé. Cette Toile sera liée avec du ruban, ou une ficelle au-dessus de la Tête,

& fous la Plante des Pieds , de forte que le Corps aura à peu près fa forme naturelle. Après on le met dans fon Cercüeil avec ce qui refte des poudres Aromatiques , & des Plantes qu'on a préparées, en rempliffant les coins & les vuides , & on fait fouder le Cercüeil de Plomb, le plus hermétiquement qu'il fera poffible.

Le Cœur fera la derniére partie qui fera le fujet de l'Embaumement. On aura l'attention de le bien laver avec de l'Efprit-de-vin. On mettra dans les gros Vaiffeaux , dans les Ventricules , & dans les Oreillettes de la poudre Balfamique. Sa furface extérieure fera auffi recouverte de la même poudre mélangée avec le liniment : Enfuite on a une poche de toile cirée , & à peu près de la figure de celle du Cœur, dans laquelle poche il fera mis. Le tout fera lié avec un ruban ou de la fifcelle , en confervant autant qu'il fe pourra, la forme naturelle. Enfin il fera mis dans une Boëte de Plomb, faite & figurée à peu près comme ce Vifcére. Cette Boëte fera exactement foudée.

F I N.